疾人精准康复服务行动康复协调员工作手册

看社区故事
学盲人定向行走

中国残疾人联合会 康复部◆编

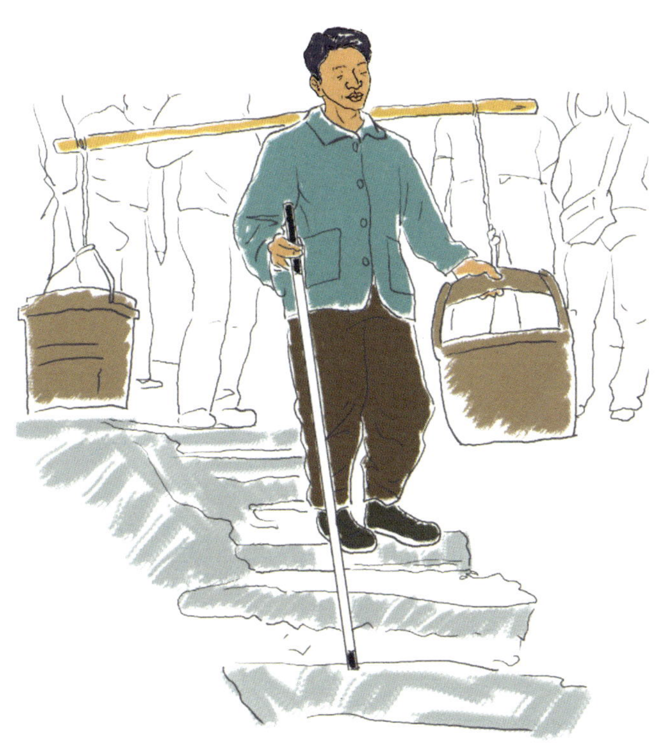

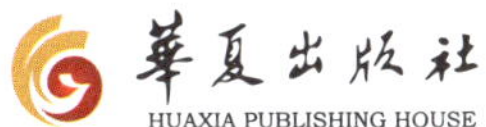

華夏出版社
HUAXIA PUBLISHING HOUSE

残疾人精准康复服务行动康复协调员工作手册

编辑委员会名单

编　　委

胡向阳　李建军　冯　力　贝维斯　韩纪斌
刘宇赤　郑飞雪

编 写 者（以姓氏笔画为序）

王　维　贝维斯　邓宝仪　李　丹　何　瑶
林　玲　郑飞雪　罗筱媛　罗文波　曹梦安
梁秀贞　魏国荣

鸣　　谢（以姓氏笔画为序）

石孔春　包颖懿　刘红艳　张　栩　张咏诗
况英强　肖少华　陈立吾　林国徽　桂　源
袁方园　黄　恩　常　华

本书作者

林　玲

盲人定向行走让我光明重现

我叫陈华，今年53岁。为了挣钱养家，38岁那年我到矿山打工，在一次爆炸事故中，我失去了双眼。我还没来得及看够这个世界！我还需要养家！可我连自己的生活也料理不成了！

幸运的是，定向行走帮助我找回了生活的希望！

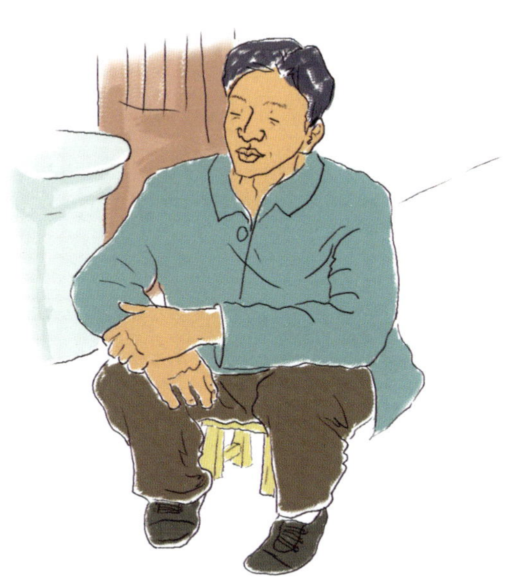

接受康复训练前陈华的生活状态

心理辅导、生活技能与独行技巧

失明后，我一度心情糟糕、情绪低落。2005年的一天，我正一个人在家闷闷不乐，康复员苗老师来到了我家，看到我沮丧的样子，他问我："陈华，你可以给我说说你眼睛是怎么失明的吗？"我就把2002年那次事故讲了一遍。苗老师问："哦，那现在家里人对你怎么样呢？""家人很心疼我，也很照顾我，给了我活下去的勇气。但自己年纪轻轻的，不但帮不了家里，还成了他们的负担，觉得心里很难受。""哦，你的意思是想帮家里做点事，但自己又有心无力，对吗？""对对对，就是这样的。苗老师，你真懂我。"

我跟苗老师聊了会儿，觉得心里轻松了一些。接着，苗老师又说："陈华，我今天过来一是陪你聊聊天，二是想问问你是否想学一些方法，来提高自己的生活自理能力和外出活动能力？我说："想学想学，我马上就想学，谁来教我？"苗老师说："不着急，我接下来会慢慢教你。""那这样太好了，谢谢苗老师！你不但理解我的心情，还来帮助我。"我有些乐了，这时才想起我忘了给客人泡茶。

尽管行动不便，我还是尝试着起身去泡茶。结果，茶叶撒得到处都是；往杯子里倒水，水溢出来了也不知道。这时，苗老师就告诉我，放茶叶和倒水得有一定的方法，边说边手把着手教我操作，让我一手端杯子，一手抓一小撮茶叶放在杯子里，然后再提起茶壶，将壶嘴搁在茶杯的边缘慢慢倒水；倒水时边听水声边感知杯体热传递的部位来判断倒入杯内的水量，一般不超过杯体高度的2/3就可以了。

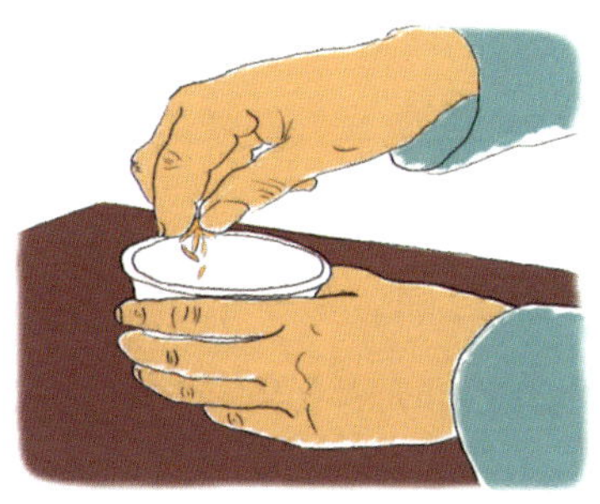

放茶叶：一手端杯子，一手用三指（拇指、中指、食指）捏一小撮茶叶放在杯子里。

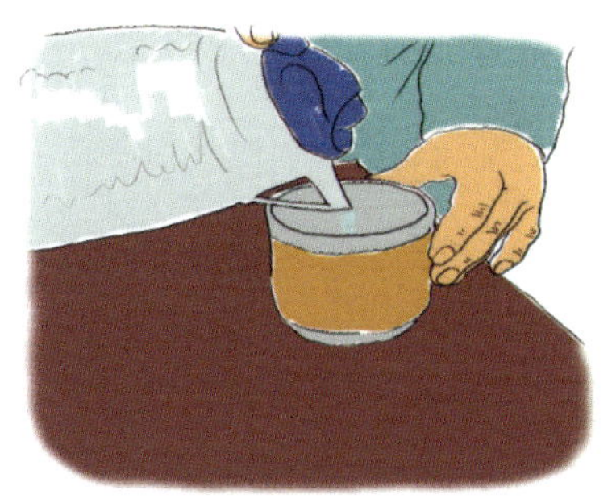

倒水：倒水时将茶壶嘴搁在茶杯的边缘，通过听水声和触摸杯体热传导的部位来确定杯内水的多少。

“嗯，这办法确实不错！苗老师，请喝茶，我要继续跟你讨教。”于是我开始诉说失明给自己带来的种种不便。

“苗老师，我每天早晨起床穿衣、洗漱都要花很长时间，有没有办法能让我做得快点呢？”

“你的东西一定要有规律地放置。每天睡觉前把衣服按顺序放在离床最近的地方，第二天一起床就找到了。牙膏和牙刷每次用完了都要放回原处，下次使用就会很方便拿到。”苗老师告诉我。

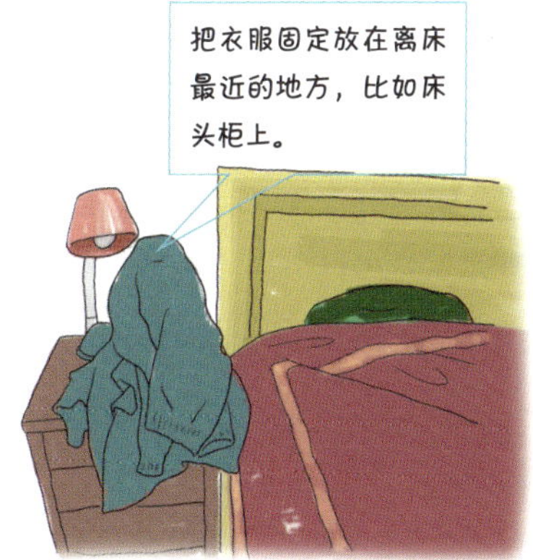

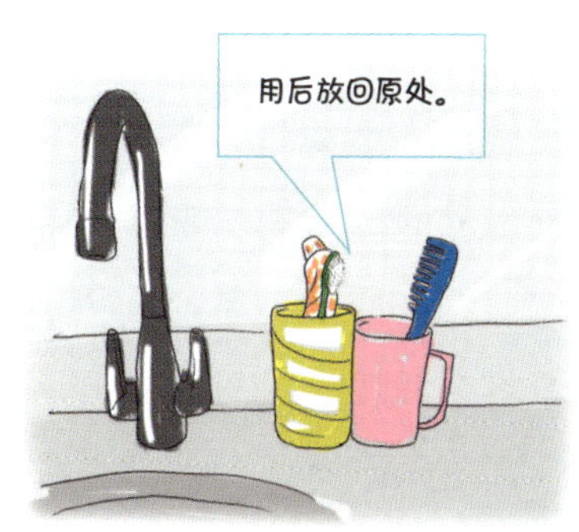

“我总想自己洗衣服，可总是洗不干净，有一次还把一双袜子剩在水盆里，结果倒水的时候就给倒掉了。有什么好办法吗？”

苗老师说：“有的有的，在洗衣服之前，数一数衣服的数量，并根据衣服的数量来确定所需的水量和洗衣粉的量，然后将衣服放进去浸泡十多分钟。在洗衣服的时候先洗衣领、衣袖，再洗胸前、衣襟，洗完后一定要清点一下衣服的件数。这样，衣服不仅能洗得干干净净，也不会弄丢啦。”

时间过得真快，说着说着就快到中午了。我想苗老师是稀客，一定要留她吃顿饭，可家人还没回来。怎么办？我硬撑着去做饭，不是弄翻了罐子就是碰倒了瓶子。苗老师见状，立即过来帮忙，告诉我做事时动作要放慢，并且所有的生活用品都要放在安全、固定的地方，这样需要用的时候才能准确地找到。

“哦，我明白了。”

接着我去拿萝卜来洗，结果把装辣椒的盒子弄到了地上。我弯下腰去捡，“咚”的一声，头撞到了灶台上，疼得我直咧嘴。苗老师告诉我，弯下腰去拿东西时，要将一只手臂屈肘抬起略高于肩，使前臂横于面部前，掌心斜向外，大拇指内收，其他指尖略超过对侧肩，保护自己的头部。在自己熟悉的屋子里走动时，要将一侧手臂自然下垂，移至身体中心线，位于身体前约20厘米，掌心向内，五指放松来探前面有无障碍物；或者将一只手臂前伸，拇指内收，手指轻轻接触墙、桌子等的边缘线，随之滑行，同时身体与墙、桌子保持一定的距离。一定要缓慢前行，防止自己跌倒。

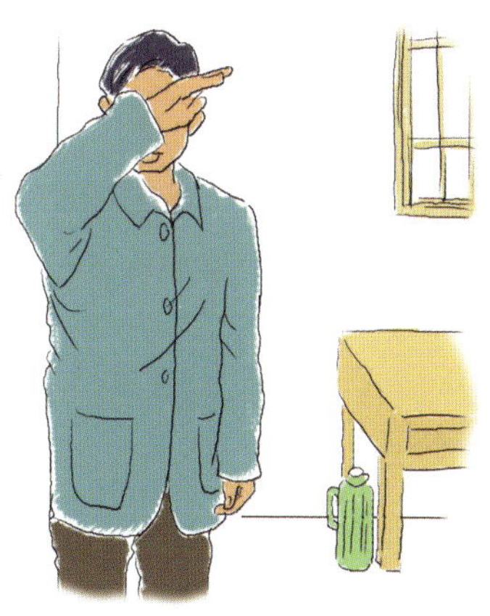

上身保护法：将一只手臂屈肘抬起，上臂略高于肩，使前臂横于面前，掌心斜向外，指尖略超过对侧肩，保护自己的头部。

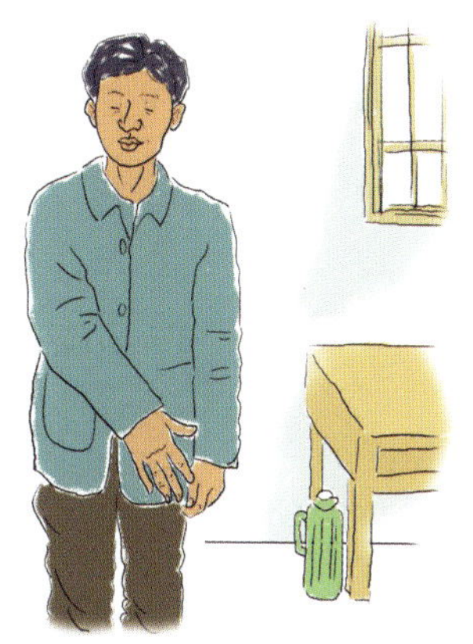

下身保护法：一侧手臂自然下垂后移至身体中心线，手伸至身体前约20厘米处，掌心向内，五指放松。

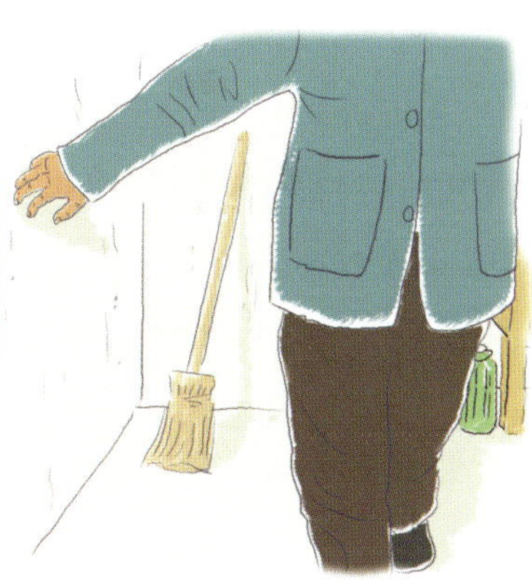

沿物行走：将一只手臂前伸，拇指内收，手指轻轻接触墙体，随之滑行，身体与之保持一定的距离。

“哦，”我情不自禁一拍脑袋，“原来是这样！那苗老师，东西掉在地上我常常找不到它，有寻找方法吗？”

“当然有的，当东西掉下的那一刻，要注意听东西落在地上发出的声音，然后根据声源的终止点准确地判断出方向、距离，利用栅栏法等方式搜索它，搜索时防止出现空隙，直至找到为止。”苗老师回应道。

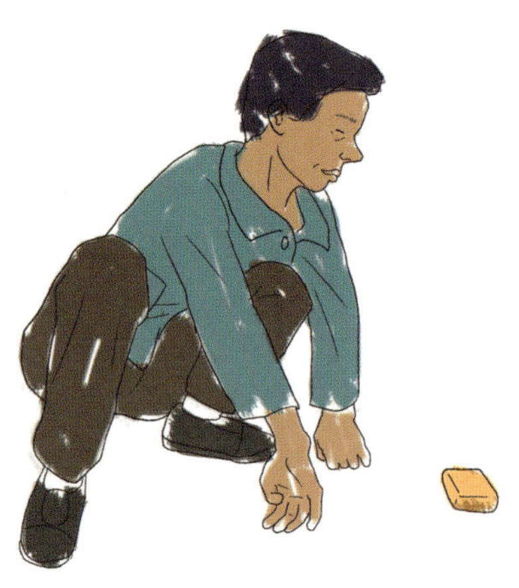

就在这样的聊天中，苗老师已经将萝卜洗干净拿在了手上，并告诉我，要先把萝卜放在菜板上切成两半，然后再摸索着切成片，最后才是切成丝。在切菜的过程中有很多讲究，通常要注意拿菜的手指关节要屈曲内收，切菜时刀面紧靠在屈曲的指关节上，刀口稍稍往外倾斜，防止手指被菜刀切伤。

我依照这样的方法试了试，真的比较安全。

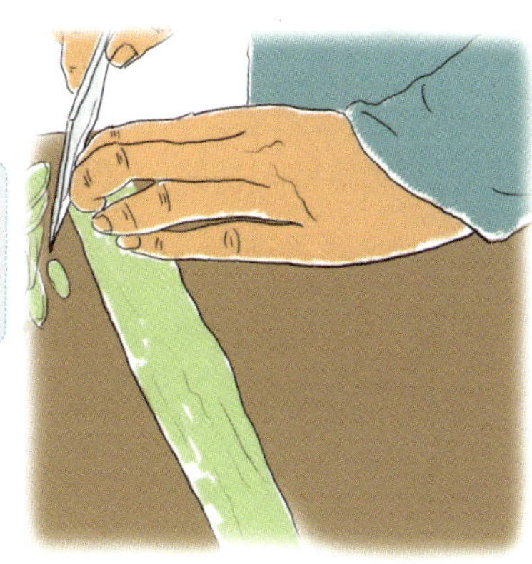

切菜： 一只手在把持果蔬时，指关节要屈曲成半握拳状。另一只手在把持菜刀时，刀口面往外稍稍倾斜。

紧接着，苗老师又告诉了我择叶子菜的方法：先将蔬菜拿起来抖一抖，把上面的沙子和虫子抖掉；再触摸叶面，若感觉有腐烂的叶子，要把它拿掉……

就这样聊着聊着，一顿饭就做出来了。

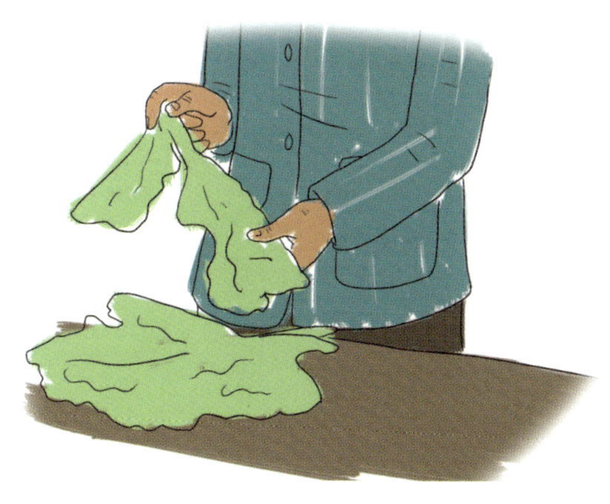

定向技巧与导盲随行技巧

开饭喽！我的心情非常舒畅，正准备把饭菜端上桌子时，我的家人也回来了，看见我在苗老师的帮助下居然把午饭做好了，大家空前地高兴。这时，苗老师把我引领到座位上，让我用手轻轻摇了摇椅子（或凳子），检查一下椅子（或凳子）安放的情况，用另一只手探查椅面或凳面情况，再坐。苗老师真是贴心人呢！我一边认真学、认真领悟，一边安安稳稳地坐下来，和苗老师、和家人一起乐融融地吃起饭来。

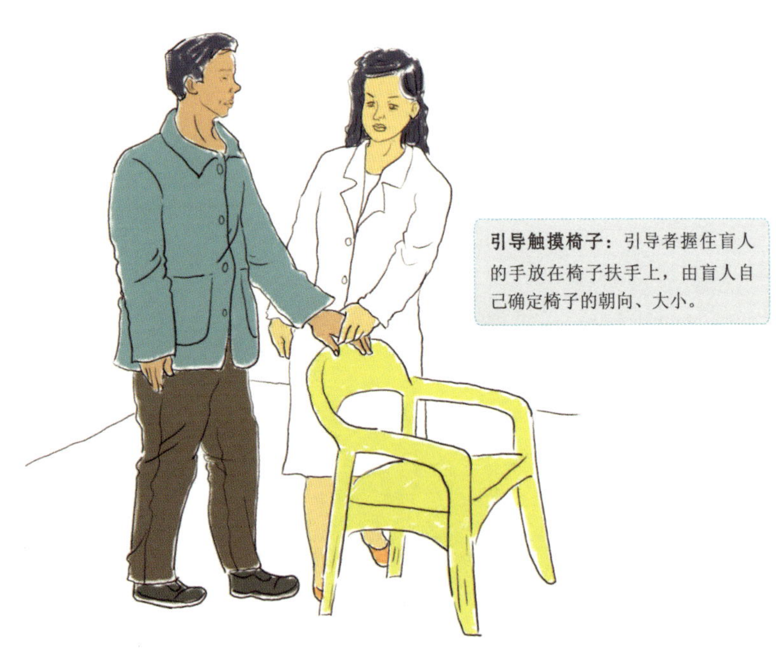

引导触摸椅子：引导者握住盲人的手放在椅子扶手上，由盲人自己确定椅子的朝向、大小。

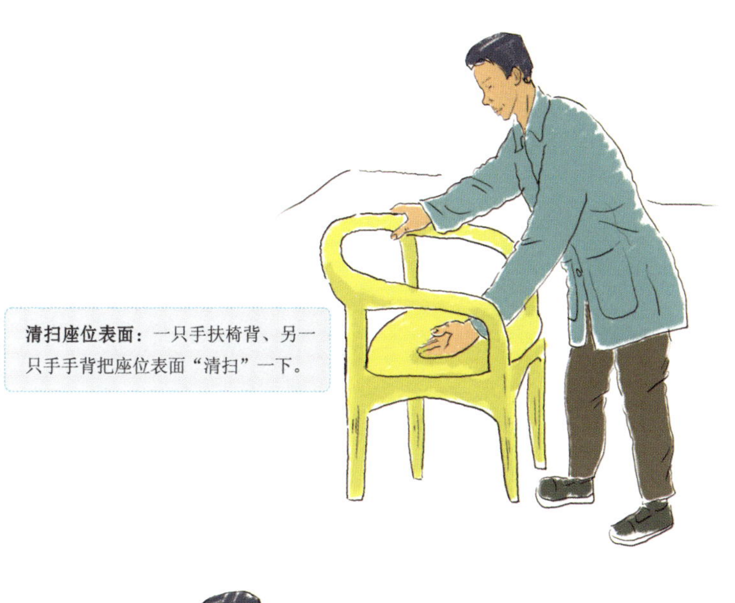

清扫座位表面：一只手扶椅背、另一只手手背把座位表面“清扫”一下。

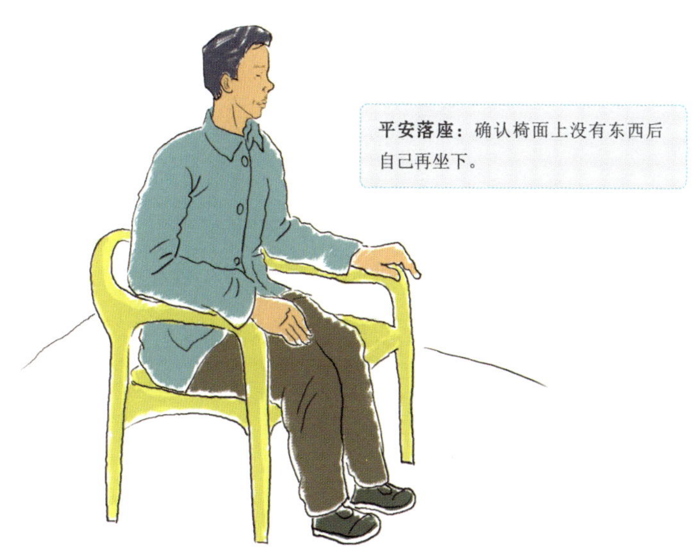

平安落座：确认椅面上没有东西后自己再坐下。

“老陈，想自己动手去夹喜欢吃的菜吗？”苗老师问我。我说：“当然啦！”苗老师说：“要想夹到自己喜欢的菜，得把桌子看成是一个时钟表盘，并按照表盘上的钟点来确定位置。将自己胸前桌面的点确定为6点钟的位置。”

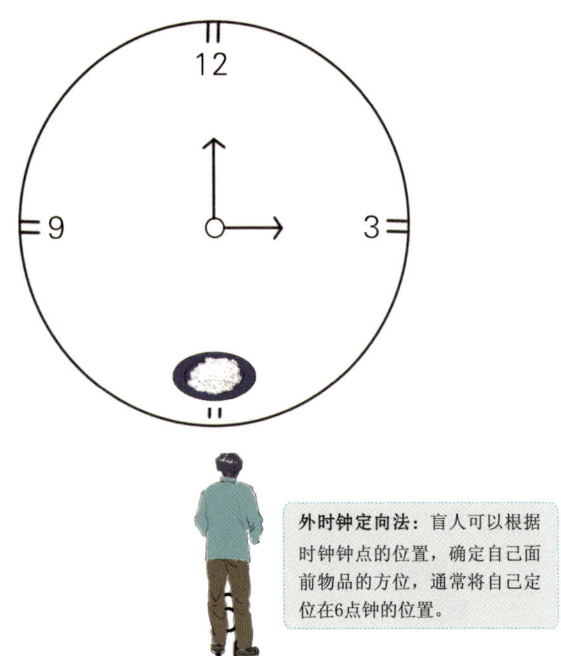

然后，苗老师告诉我每个钟点位的盘子里都装有什么菜，我就按照她的方法，准确地夹到了自己喜欢吃的菜。

吃过饭了，我想出去活动活动，散散步。话音刚落，苗老师说：“这没问题，我来教你怎么做。你得先想想，我们此刻在什么地点？即将要去的目的地是哪里？一路上我们将经过什么路段呢？每个路段对定向有帮助的信息（如建筑物、路面的质地、声音、气味）有哪些呢？它们分别在你身体的左边还是右边、前边还是后面呢（线索定向）？将这些内容归纳起来也就是我们专业说的利用心理地图定向。”

“哦，这对我来讲当然不是什么问题。”随后，苗老师站到我的旁边，给了我语言提示，同时用手轻触了我的手背，让我用指尖顺着她的手臂外侧向上滑动至我感觉适当的位置抓握，使手臂屈肘大致成直角，然后再退后半步，使我的肩头刚好位于她的肩后。

第一步： 引导者用手背接触盲人手背，并且用语言提示。

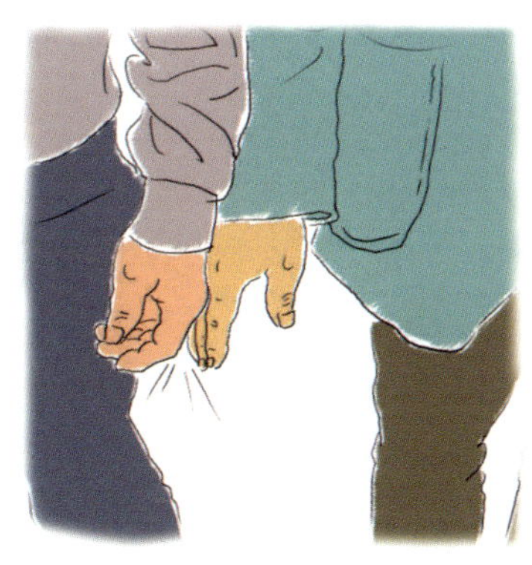

第二步： 盲人得到导盲信息后，手背沿引导者的手臂外侧轻轻上滑到他的肘关节上部。

第三步： 引导者身体向前移动半步，站到盲人的侧前方。盲人自然抓住引导者肘关节上部。

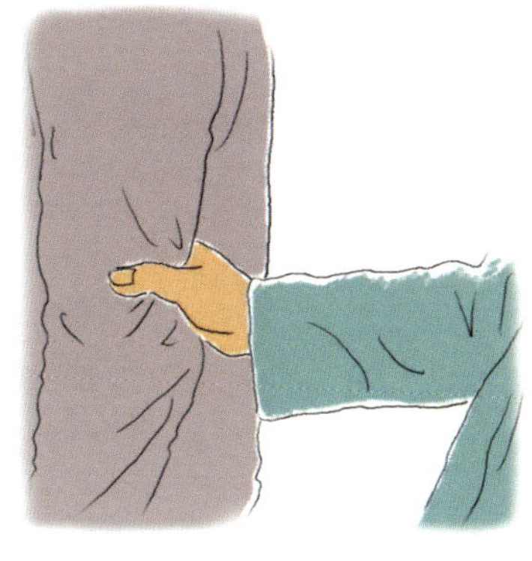

紧接着，苗老师说：“老陈，我们要先打开门才能出去，你随着我的语言提示来做好吗？”“好！”我回答说。

随即苗老师引导我站在靠门轴侧，让我用非导盲手的指尖顺着她的手臂下滑去抓握把手并抵住开启的门，然后跟着她走出房门，再轻轻地把门关上。

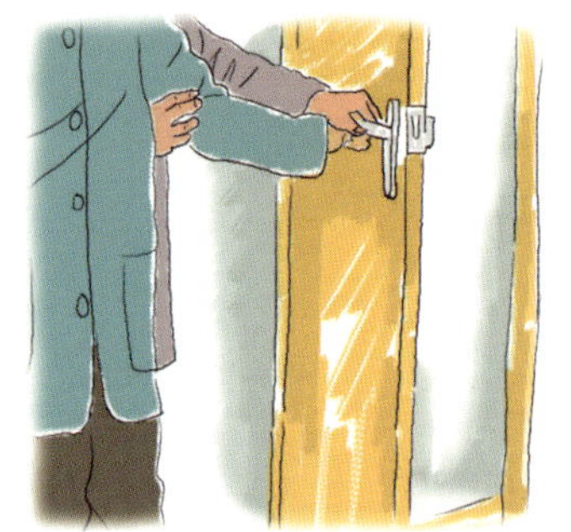

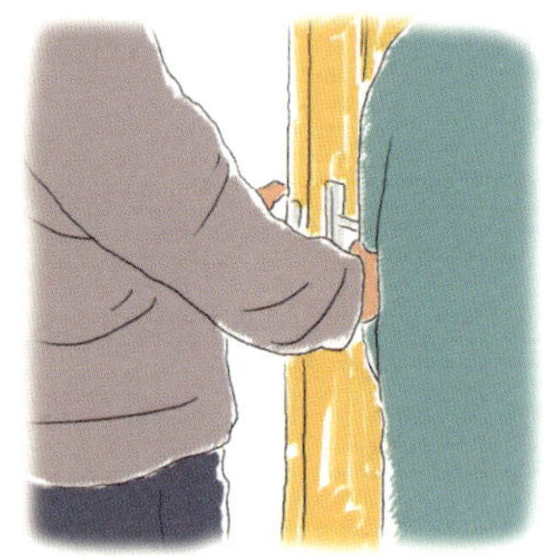

里开门：引导者用语言提示，盲人用非导盲手握住门把手把门打开。

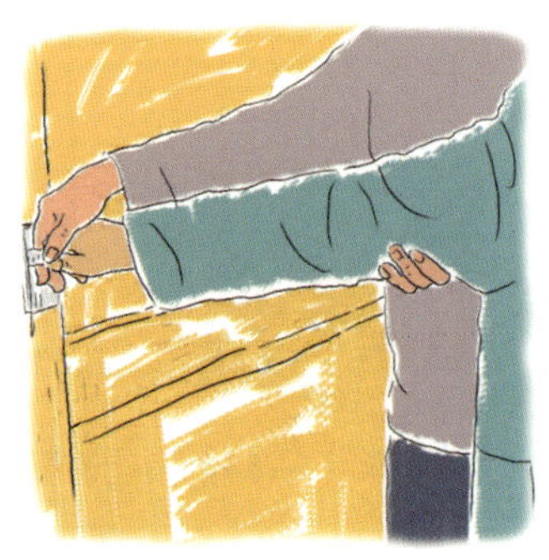

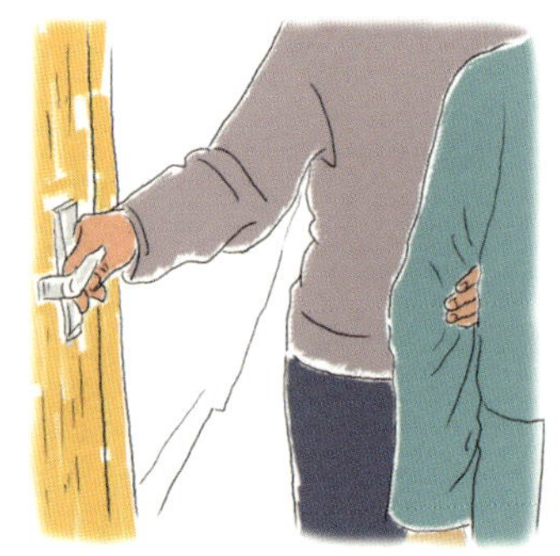

外开门：引导者抓住盲人的手，使其前伸握住门把手，通过后轻轻把门关上。

在苗老师引导下，我跟着她走出了家门。一边走，苗老师一边告诉我还有其他几种常用的定向方法，如阳光定向法（根据太阳升起、落下确定东南西北）、线索定向法等。

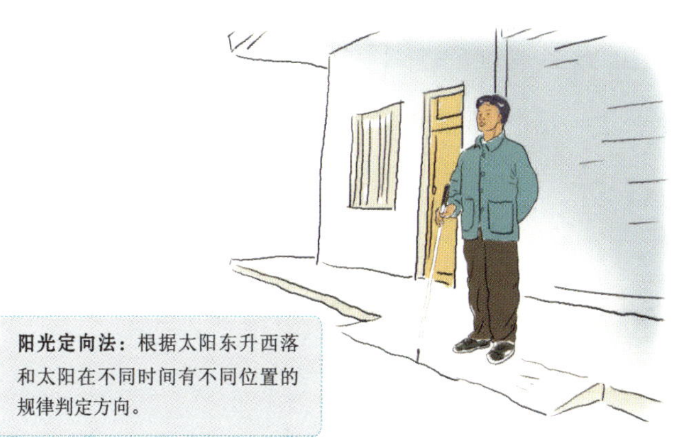

阳光定向法：根据太阳东升西落和太阳在不同时间有不同位置的规律判定方向。

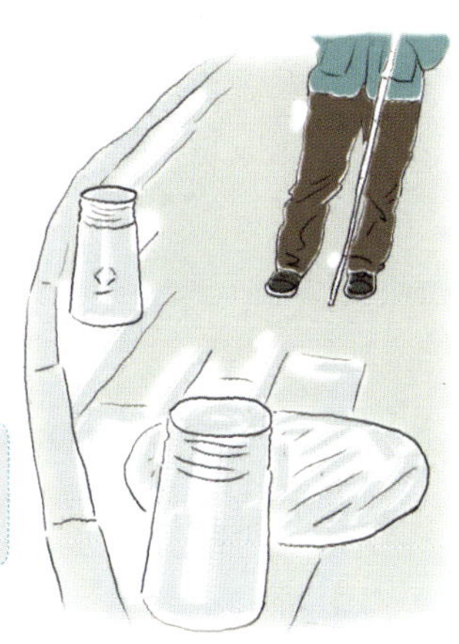

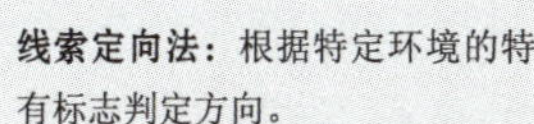

线索定向法：根据特定环境的特有标志判定方向。

苗老师还告诉我，当自己走到三岔路口需要确定方向时，最好使用内时钟定向法，这时候我可就是表盘的正中心啦。

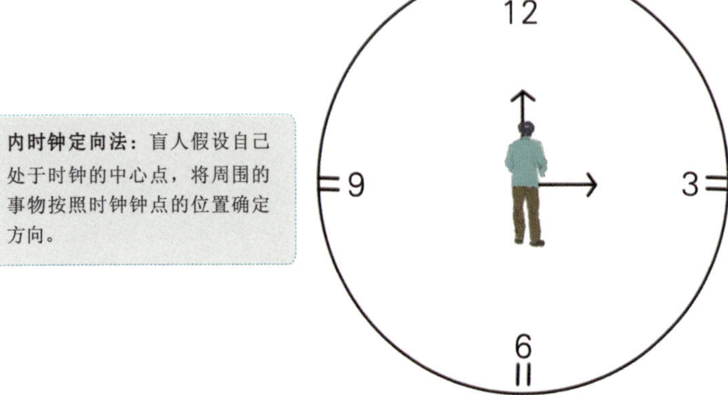

当要走过一段田埂时，苗老师停下来提醒我：“小心，路窄，右边危险，请换到左边！”

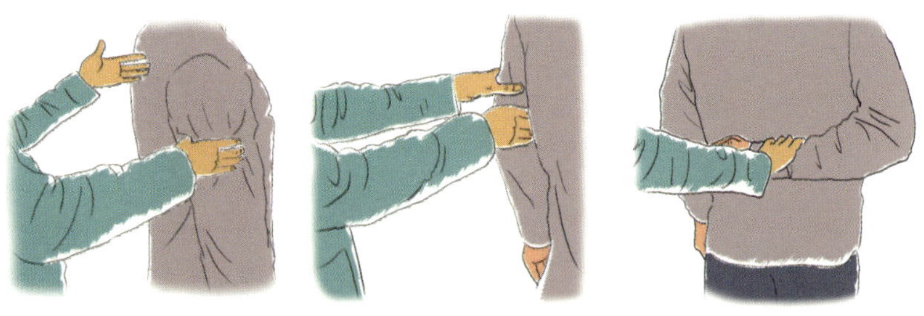

同时我感觉到了她将导盲臂从身体的右侧移至身后，贴在了后腰上，她让我根据她手臂变化迅速移至她的背后，步幅放小、速度放慢走过窄窄的田埂。

“糟了，陈华，前面已经没路可走了，得改变方向返回才行。”

“哎，终于过了危险地带呀。我额头上的汗珠子都冒出来了。”

“你紧张什么哟，放松走就行了。”苗老师回应道。

换边导盲前的姿势

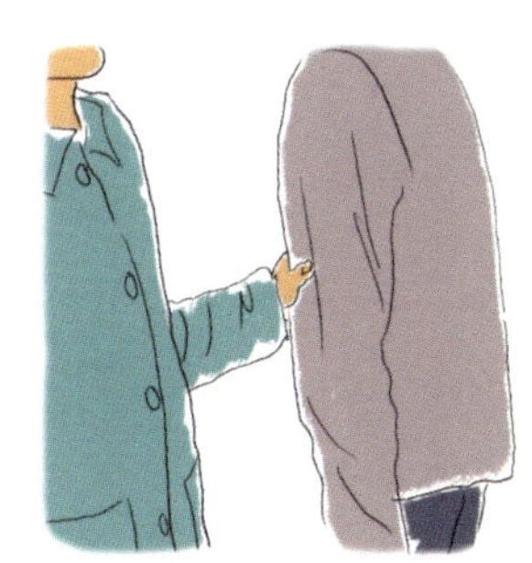

第一步：两人面对面站立，盲人用未抓握的手滑向引导者对侧手臂并抓紧。

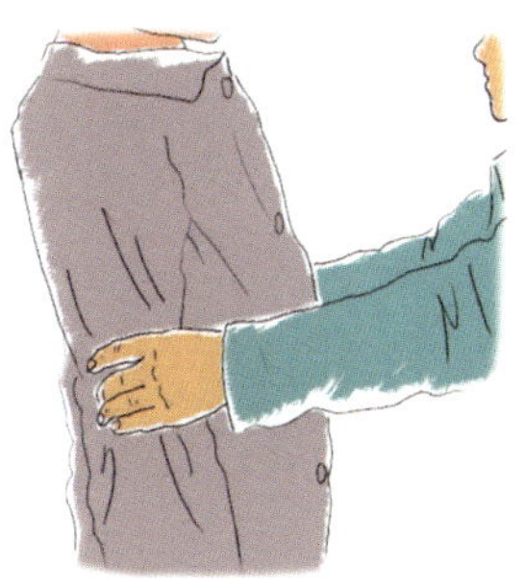

第二步：松开原抓握的手，并随引导者的移动改变自己的方向。

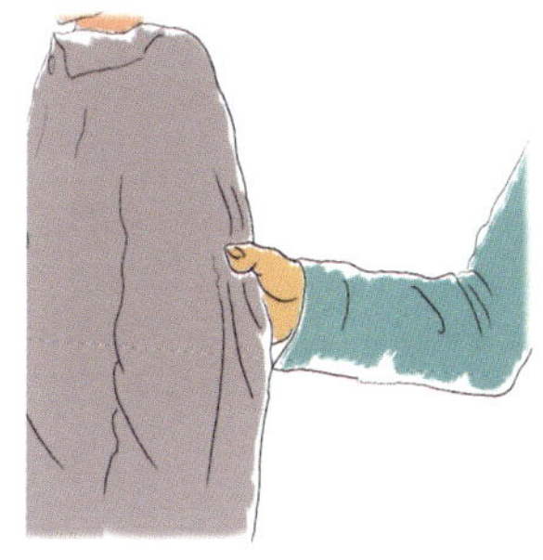

过了一个土坝，来到我家对面的山脚下，苗老师说：“我们现在上山怎么样？能行吗？”“应该没问题吧，试试看。”我说。“那好，我们顺着这个石阶上山。”往前走了两步，苗老师停下来对我说：“要上台阶了，你用一只脚先探探台阶的高度、宽度吧，然后我们再上去。”

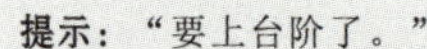
提示：“要上台阶了。”

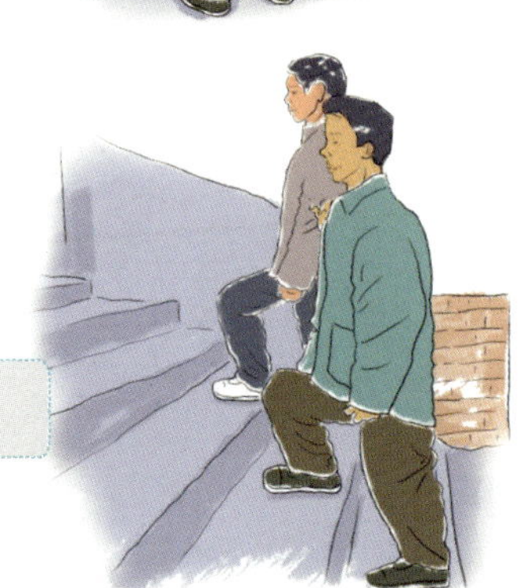
引导者先上一步。

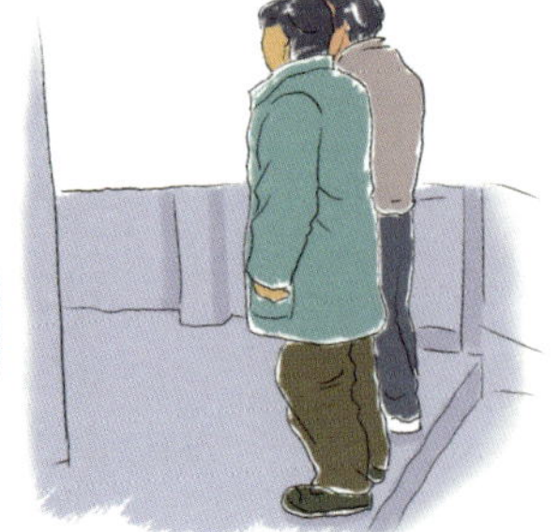
尽头处略停顿。

“下台阶，也用类似的方法。”苗老师对我说。

提示：“要下台阶了。”

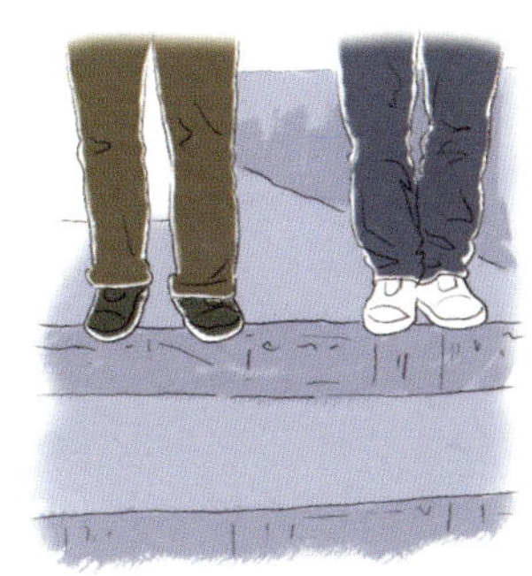

引导者先下一步。

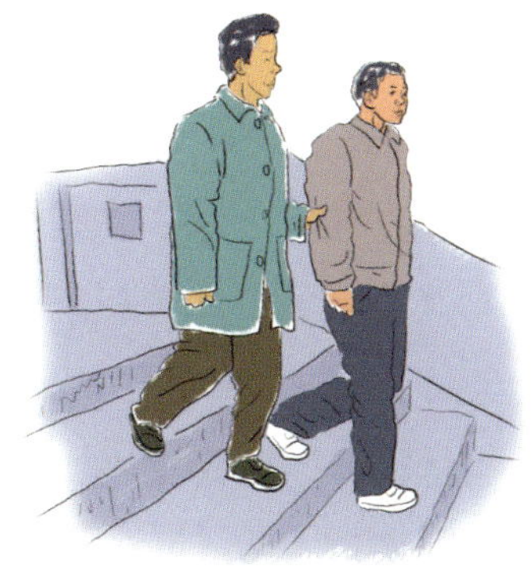

尽头处稍停顿。

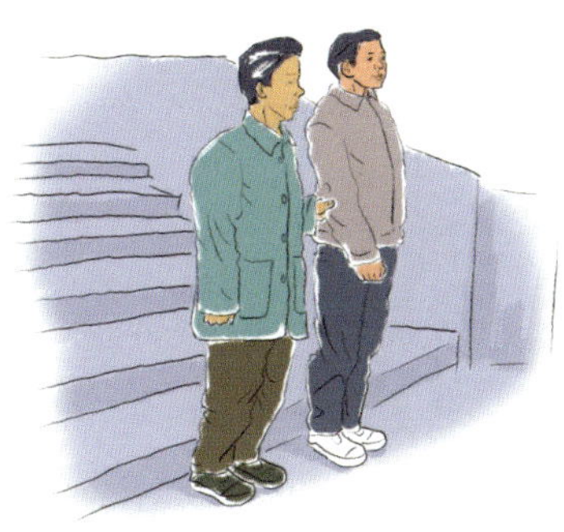

听着风吹竹叶发出的沙沙声，来到久违的野外，我心里有说不出的愉悦。我跟苗老师说想休息一下。

使用盲杖定向行走的方法

苗老师说："好，你稍坐一下，我看见竹林那边有根竹竿，正好可以当你的宝贝，你等我一会儿。"

"竹竿有啥用啊？"我搭着苗老师的手坐在竹林边的石头上，问道。

"可以做成盲杖给你当眼睛，帮你探路和保护你，作用大着哩……"

听着苗老师的声音过去又回来，一会儿又像是在用竹叶擦拭着竹竿，然后，苗老师把竹竿放到我的手里，只比拇指稍粗一点。

"那多长才适合我呀？"

"你站直的时候，与你腋窝平行的高度就可以了。"苗老师说着马上就动起手来，帮我把竹竿截成了盲杖。她拿着竹竿在我身上比画了一下，刚好是从地面到我腋窝那么高。

"其他材料可以做盲杖吗？""当然可以呀，如用铝或其他金属来做，或用木头、竹竿、藤条来做，都行，并且还有多种形状呐。"

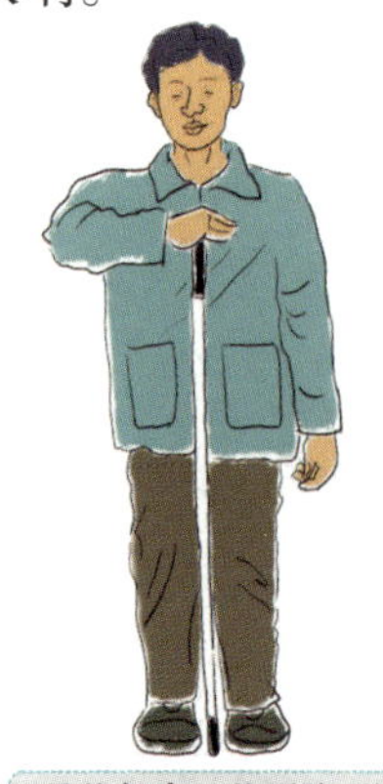

最佳长度：从两腋下连线到地面的垂直高度。

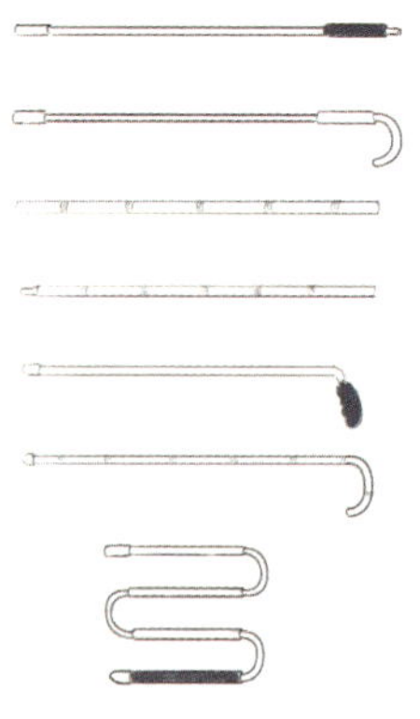

不同类别的盲杖。

“哪种是最好的？”“当你需要时随手可得，并且又结实又耐磨的便是最好的”“哦。”

然后，苗老师就在一旁的开阔地上，教我几种握盲杖的方法，即拳握法、握笔法、斜握法等。

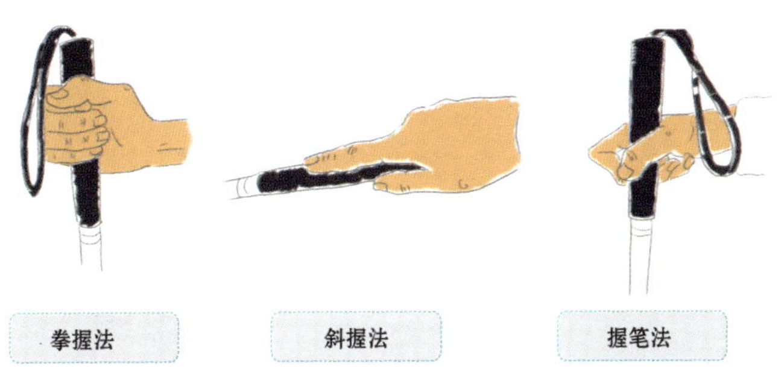

我们训练了两点式触地行走时使用盲杖的六要素。①**握姿**：用斜握法握住杖柄，手臂伸直，将杖尖触地向前滑动至身体对侧，杖尖超出对侧肩约5厘米。②**手臂的位置**：手的位置保持在身体中心线前20厘米左右，盲杖应尽可能从身体中心线位置自然延伸出去。③**腕关节运动**：以手腕关节部位为支点，很自然地向左右弯曲摆动带动盲杖的运动，手臂保持相对静止。④**弧度**：盲杖依赖于手腕运动，左右画弧摆动触击地面，且左右两侧击地点的距离稍宽于盲人肩宽，弧顶高度大约离地2～5厘米。⑤**保持步伐**：盲杖运动时脚步做出配合，即当右脚踏出时，盲杖同时摆移至左侧地面上轻叩；当左脚踏出时，盲杖同时摆动至右侧地面上轻叩。⑥**保持节奏**：在使用盲杖行走的过程中手脚要协调，即手左右摆动快则步频就快，手的摆动慢则步频就慢，手脚同步。

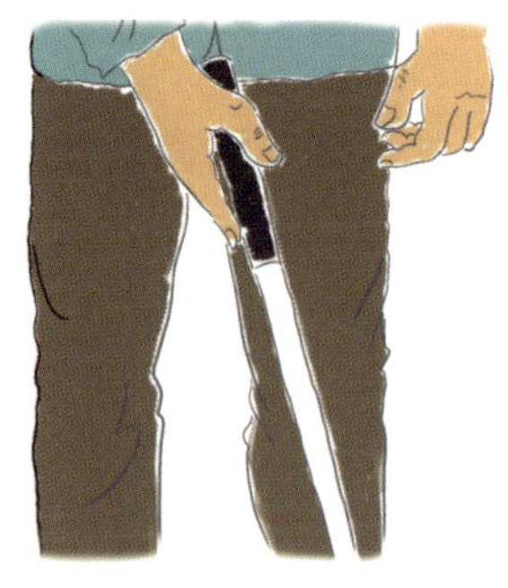

握姿

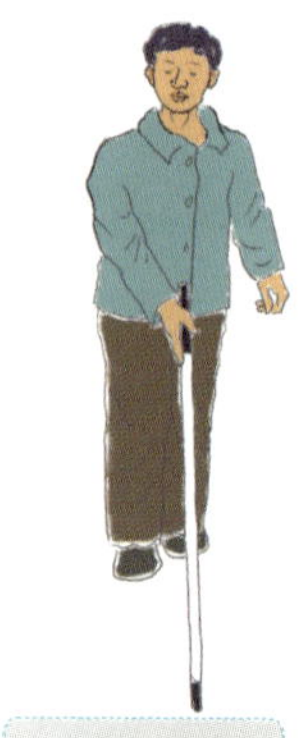

手臂的位置

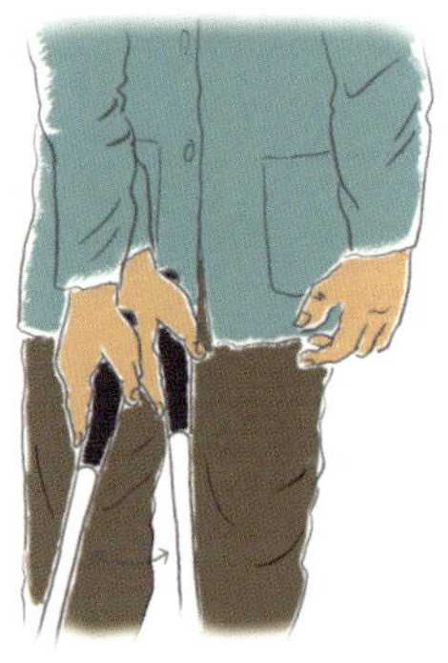

腕关节的运动

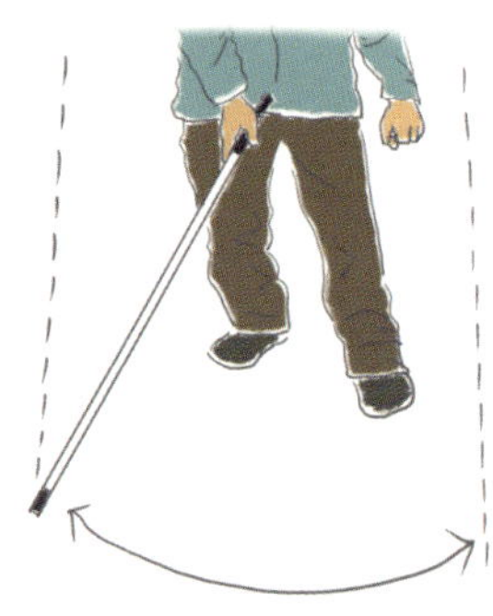

盲杖摆动的弧度

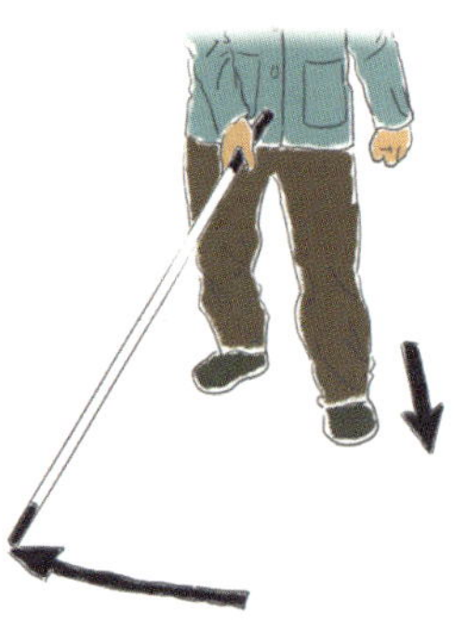

保持步伐

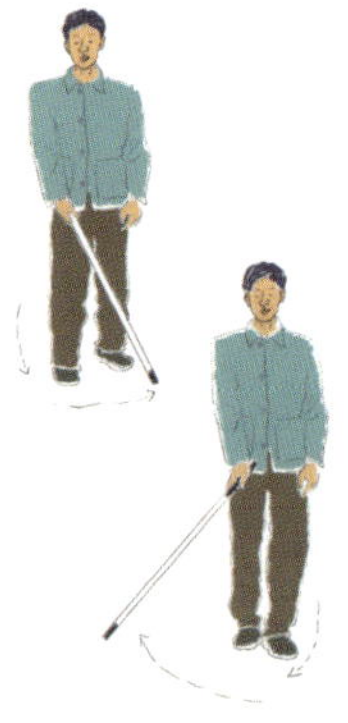

保持节奏

我们回到了石阶前。苗老师先教我学习下台阶的要领，指导我走到台阶前要停下来，先用前脚掌感觉一下台阶的前缘，再用盲杖探索台阶的高、宽、深度等情况，然后用斜握法敲击台阶边缘。在下行中，每下一级台阶，杖尖同时要敲响下一级台阶的边缘，当杖尖触及地面时，提示台阶已下完。

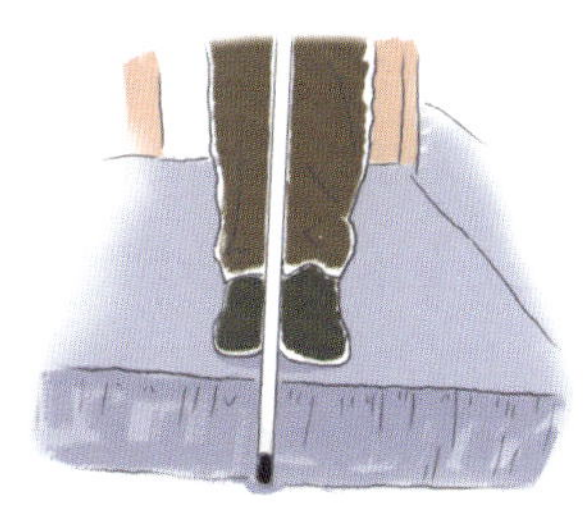

用盲杖探索着下台阶

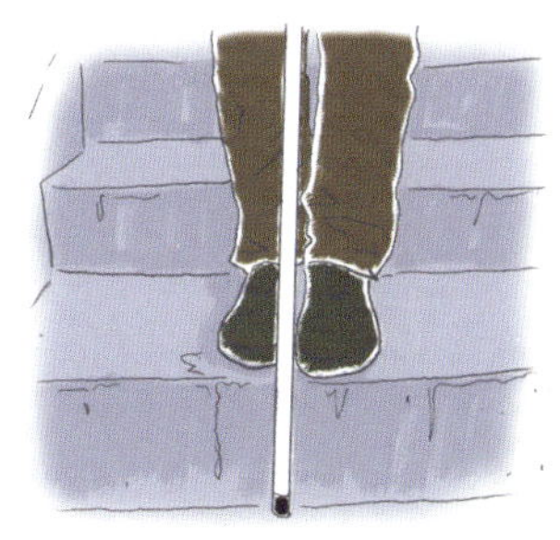

杖尖触地

然后，苗老师又教我学习上台阶的要领，让我用脚尖触及台阶壁，之后用与上台阶一样的方法探索上一台阶的情况，然后用直握法伸直手臂，使盲杖与地面垂直，同时在上行中杖尖始终保持与上一层台阶的边缘接触，当杖尖接触不到上层边缘线时，提示台阶已上完。

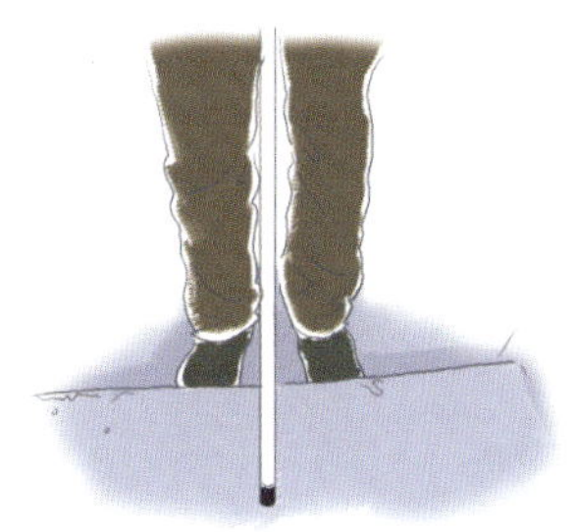

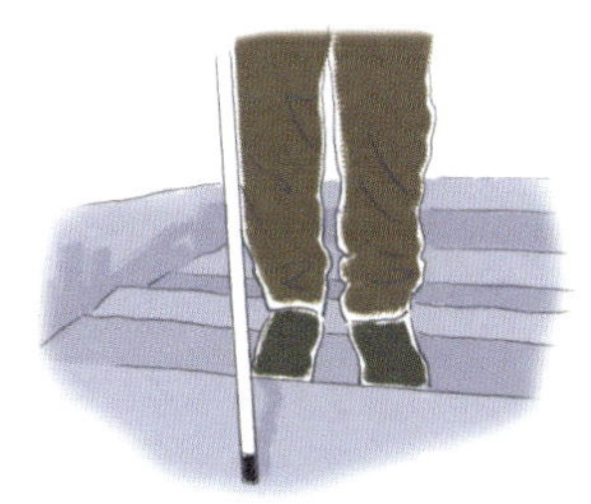

要领会的东西实在有点多，开始的时候我老是顾此失彼。苗老师不厌其烦地耐心指导、讲解，经过多次练习，我才勉强掌握了这些要领。苗老师说休息一下吧，我觉得累坏了，一下子就瘫坐在了地上。

休息十多分钟后，在苗老师的保护下，我试着使用盲杖回家。一路上，苗老师又教了我复杂路面盲杖三点式触地行走的使用方法，指导我用杖尖仔细探索路面情况，再以拳握法将杖尖触击路面左中右（或右中左）缓慢安全前行；每前行一步，脚步根据盲杖尖触及的路面中间信息，随着盲杖尖落下脚步踩稳。同时，苗老师让我将前面所学的定向技能运用到这里，帮助我找到回家的方向。

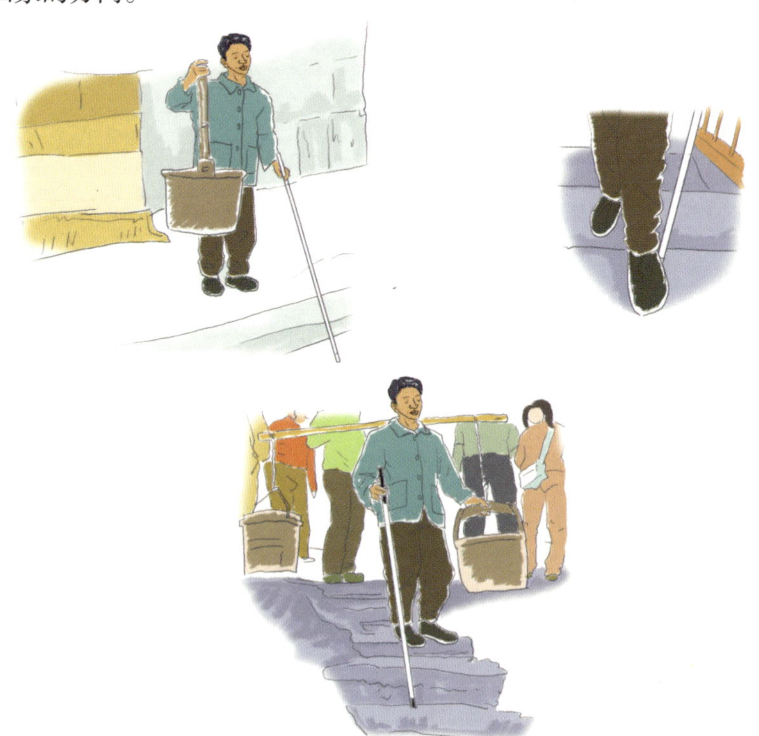

我还体会了不同路面盲杖敲击时发出的不同声音，根据返回来的声音辨别不同类型的路面。

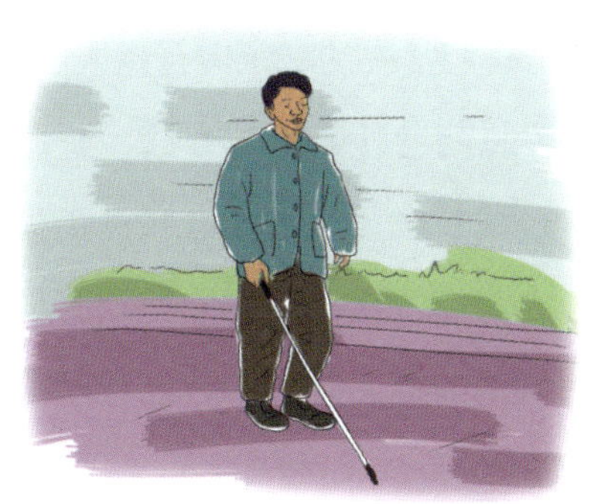

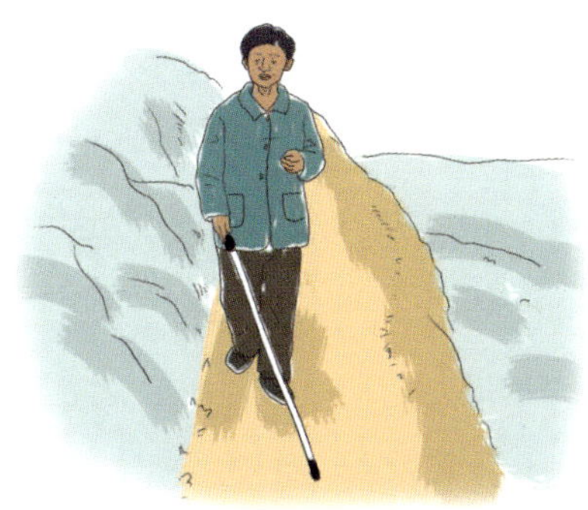

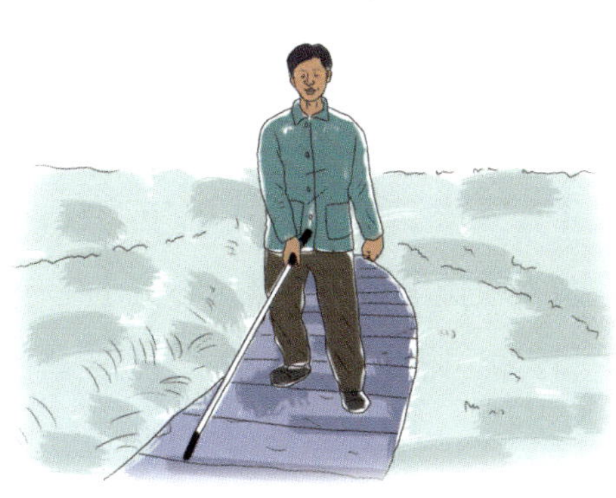

终于，我回到家了，这是我失明以后第一次走出家门，而且还走了这么远。我太高兴了，高兴得想跳起来……苗老师告诉我，在运用定向法的基础上，使用盲杖帮助自己安全、独立地找到要去的地方，就是我们常说的“定向行走”啦。

后来，我每天按照苗老师教给的方法，坚持独自出两次门。其间苗老师也来看过我几次，每次都夸我进步很大，还告诉我一些细节问题的处理方法。就这样，我坚持训练了两三个月，就已经完全掌握了定向行走的常用技能。自己行动自由了，还能帮着家里做些力所能及的劳动。

但问题又来了，在家周围我可以行动自如了，我想去镇上赶集买些日常用品怎么办呢？我打电话把心中的想法告诉了苗老师。苗老师真是一个热心人，第二天就来到了我家，陪我一起去了镇上。在路上，她一边给我介绍有关帮我定位的路况信息，一边保护着我慢慢前行，当要到达公路边时，她告诉我，公交站台就在我们左边大约50米的地方，到站台时，她还让我用盲杖轻轻敲击了一下公交站牌，让我感受一下这个路标信息。

不一会儿，公交车来了，苗老师让我不要着急，要先根据公交车的刹车声判定车的位置离自己大约有多远，再向前行走寻找车门，然后用左手抓握扶手，右手用杖尖探寻台阶的高度后上车；上车后用左手探寻扶手站稳，右手收起盲杖；下车时，一手沿着抓握的扶手依次缓慢下车。我当时心里还是有些紧张，不过有苗老师的保护和公交司机的耐心等待，我后来就放松了些。

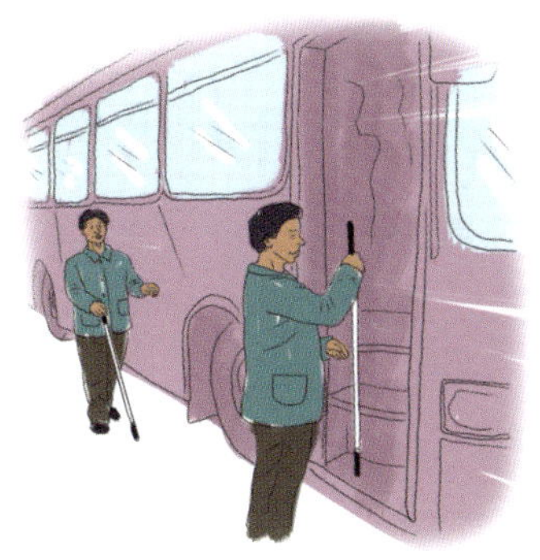

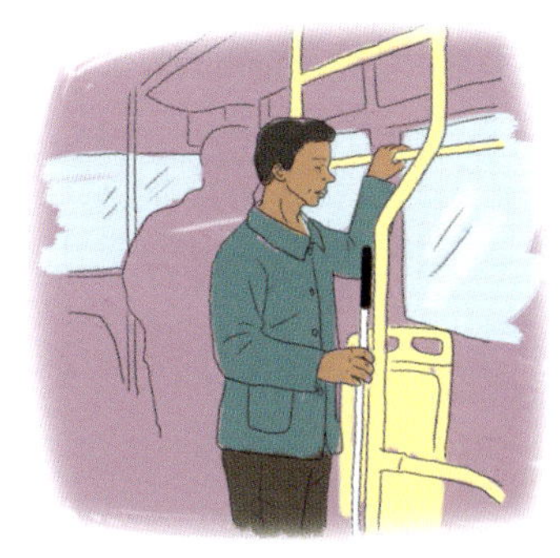

到了镇上，苗老师说：“超市在对面，我们要穿过斑马线才能过去，你先停下来，细心倾听车辆及行人的声音，当听到声音远去时，使用两点式触地法迅速通过马路。”“哦，是这样呀。那如果我一个人赶集，遇到人多、车多、迷路的时候怎么办呢？”我问道。“可以动嘴呀，请求他人帮忙带路。如果别人不懂怎么带路，你自己要运用正确的导盲技巧让别人带你行走哦。”苗老师回应道。“哦，这么简单的方法我怎么没想到呢。”我咯咯地笑起来，整个人也感觉轻松了很多。

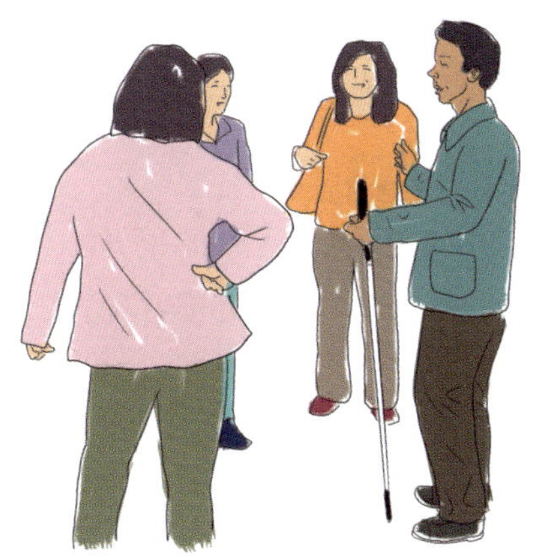

我买好了日常用品后，苗老师又把我安全地送回了家。这次我可高兴啦，很久都没去过镇上了，很多熟人见了我都跟我打招呼，还嘘寒问暖，也称赞我真能干。后来我自己尝试慢慢地去赶了两次集，都顺顺利利、安安全全地回到了家。

现在，我不仅能够独自外出走亲访友，上街赶集，还能挑水、担粪、下地劳动喽。

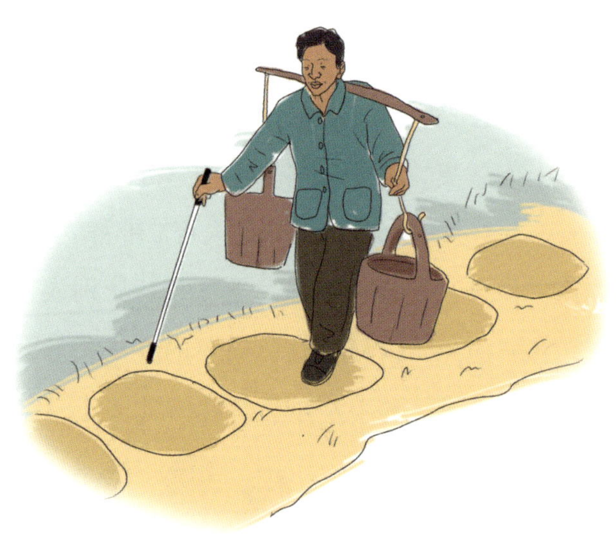

告别那些苦闷无助的日子，我真的很开心，家里人也很高兴。饭桌前、院子里、田边地头，到处都有我的欢声笑语。

总 结

1. 盲人的康复原则：针对性原则、盲人安全优先原则、实用性原则。

2. 基本的服务内容：心理辅导训练、定向技能、随行技巧、独行技巧、盲杖的使用技巧、日常生活技能、社会适应技能等。

3. 定向行走训练是指帮助视力障碍者掌握定向与行走技能，使他们在相对熟悉的环境中能安全、有效、独立、自然地行走。这是视力障碍者走出家门、融入社会的基本前提。

4. 定向技能是指视力障碍者充分利用除视觉器官以外的其他感觉器官和残余视力来进行定向与定位，这项技能在定向行走技能中是非常重要的。其中利用心理地图定向在实际生活中起到了非常关键的作用，即起点与终点在什么地方，路途中要经历什么路况、标志才能到达终点，它让视力障碍者能将所学的定向技能有机地结合在一起，综合运用。

5. 行前对视力障碍者进行心理疏导，帮助其克服恐惧、害羞与自卑心理，树立行走前的信心，为行走打下基础。

6. 导盲随行是视力障碍者在明眼人引导者的带领下，自然、安全、顺利地行走。

7. 盲杖有保护、探索功能，且能将视力障碍者的手臂延长，帮助他们了解自己身体周围主要的路面情况。

8. 盲杖的使用方法有拳握法、斜握法、握笔法等，要根据不同的路面情况，随时使用不同的握姿。

重点必读

◆ 尊重、接纳、理解视力障碍对象，并建立良好的信任关系是帮助他们康复的前提。

◆ 在整个康复过程中，安全是第一位的。

◆ 首先了解康复对象的现状及需求，进行预估，并结合自身所掌握的资源为其提供合适的服务。

0-6岁残疾儿童基本康复服务目录（2019年版）

残疾类别	服务对象	服务项目	服务内容
视力残疾	符合条件的有康复需求的0-6岁视力残疾儿童	康复医疗	纳入当地基本医疗保险支付范围的视力康复医疗项目。
		康复训练	视功能、定向行走、感知觉补偿训练。
		辅助器具	助视器、盲杖等基本型辅助器具适配及使用训练。
		支持性服务	家长康复知识培训及家庭康复训练指导、心理疏导、康复咨询等服务。
听力残疾	符合条件的有康复需求的0-6岁听力残疾儿童	康复医疗	1.人工耳蜗植入手术。 2.其他纳入当地基本医疗保险支付范围的听力康复医疗项目。
		康复训练	听觉言语康复训练。
		辅助器具	1.人工耳蜗适配及使用指导。 2.助听器适配及使用指导。 3.耳模、电池等助听器辅助材料。
		支持性服务	家长康复知识培训及家庭康复训练指导、心理疏导、康复咨询等服务。

0-6岁残疾儿童基本康复服务目录（2019年版）

残疾类别	服务对象	服务项目	服务内容
肢体残疾	符合条件的有康复需求的0-6岁肢体残疾儿童	康复医疗	1.先天性马蹄内翻足等足畸形、脑瘫导致严重痉挛、肌腱挛缩、关节畸形及脱位等矫治手术。 2.其他纳入当地基本医疗保险支付范围的肢体康复医疗项目。
		康复训练	粗大运动功能、精细运动功能、认知能力、语言能力、生活自理能力和社会适应能力等训练。
		辅助器具	假肢、矫形器、轮椅、助行器、坐姿椅、站立架等基本型辅助器具适配及使用训练。
		支持性服务	家长康复知识培训及家庭康复训练指导、心理疏导、康复咨询等服务。
智力残疾	符合条件的有康复需求的0-6岁智力残疾儿童	康复医疗	纳入当地基本医疗保险支付范围的智力康复医疗项目。
		康复训练	认知、生活自理和社会适应能力等训练。
		支持性服务	家长康复知识培训及家庭康复训练指导、心理疏导、康复咨询等服务。
孤独症	符合条件的有康复需求的0-6岁孤独症儿童	康复医疗	纳入当地基本医疗保险支付范围的孤独症康复医疗项目。
		康复训练	沟通和社交能力、生活自理能力、情绪和行为调控等训练。
		支持性服务	家长康复知识培训及家庭康复训练指导、心理疏导、康复咨询等服务。

7岁以上残疾儿童和成年残疾人基本康复服务目录（2019年版）

残疾类别	服务对象	服务项目	服务内容
视力残疾	符合条件的有康复需求的7岁以上视力残疾儿童和成年持证视力残疾人	康复医疗	纳入当地基本医疗保险支付范围的视力康复医疗项目。
		康复训练	定向行走、生活技能及社会适应能力等训练。
		辅助器具	盲杖、助视器等基本型辅助器具适配及使用训练。
		支持性服务	导盲随行外出、心理疏导、社会融合活动、康复知识讲座等服务。
听力残疾	符合条件的有康复需求的7岁以上听力残疾儿童和成年持证听力残疾人	康复医疗	纳入当地基本医疗保险支付范围的听力康复医疗项目。
		辅助器具	助听器适配及使用指导。
		支持性服务	康复指导、心理疏导、手语翻译等服务。
肢体残疾	符合条件的有康复需求的7岁以上肢体残疾儿童和成年持证肢体残疾人	康复医疗	纳入当地基本医疗保险支付范围的肢体康复医疗项目。
		康复训练	日常生活能力、体能、社会适应能力等训练。
		辅助器具	假肢、矫形器、轮椅、助行器、坐姿椅、站立架、生活自助具、护理器具等基本型辅助器具适配及使用训练。
		支持性服务	康复知识与实用训练方法培训、心理疏导、社会融合活动、生活自理和居家护理指导、日间照料等服务。

7岁以上残疾儿童和成年残疾人基本康复服务目录（2019年版）

残疾类别	服务对象	服务项目	服务内容
智力残疾	符合条件的有康复需求的7岁以上智力残疾儿童和成年持证智力残疾人	康复医疗	纳入当地基本医疗保险支付范围的智力康复医疗项目。
		康复训练	认知、日常生活能力、职业康复和社会适应能力等训练。
		支持性服务	康复知识培训、家庭康复指导、心理辅导、社会融合活动、生活自理和居家护理指导、日间照料等服务。
精神残疾	符合条件的有康复需求的7岁以上精神残疾儿童和成年持证精神残疾人	康复医疗	纳入当地基本医疗保险支付范围的精神康复医疗项目（含药物、住院治疗）。
		康复训练	沟通和社交能力、日常生活能力、情绪和行为调控、职业康复、工（农、娱）疗和社会适应能力等训练。
		支持性服务	康复知识培训、家庭康复指导、心理疏导、生活自理和居家护理指导、社会融合活动、日间照料、随访等服务。

后 记

按照《残疾人精准康复服务行动计划实施办法》，中国残疾人联合会康复部委托中国康复科学所下设的中国残联社会服务指导中心编制《残疾人精准康复服务行动康复协调员工作手册》。

残疾人协调员长期工作在残疾人服务一线，经常要面对残疾人和家属的各种需求，但由于缺乏专业资源和知识，有时感到心有余而力不足，难以为残疾人提供适切的服务。考虑到残疾人协调员的实际情况，本手册根据多年基层残疾人工作的经验，用通俗易懂的方式选取在社区和家庭可以开展并且实用有效的方法用讲故事的形式娓娓道来，配以简洁明快的图片将以人为本，以社区为基础的康复理念融入其中，重视、鼓励和发挥残疾人的优势和潜能，倡导自我管理，推动改善环境与态度，促进残疾人与家庭和社会的参与和融合。

本手册10本一套，包括偏瘫康复、脊髓损伤康复、脑瘫康复、孤独症康复、盲人定向行走、低视力康复、智力障碍康复、精神残疾康复、语言障碍康复及慢性病的自我管理等，涵盖基层常见障碍类型。在编写过程中不仅组织相关专家多次座谈研讨，同时注重内容的实用性，多次征询基层残疾人工作者、残疾人及残疾人家属的意见，力求“愿意看、看得懂、学得会、可操作”。

本书编写形式是一个尝试，其效果还有待发行后进一步验证。期待能够成为基层残疾人工作者实用的“工具”，为精准康复服务的有效落实、促进残疾人自理自立添砖加瓦。

2020年7月

图书在版编目（CIP）数据

看社区故事学盲人定向行走 / 中国残疾人联合会康复部编. --北京：华夏出版社有限公司，2020.10（2021.1 重印）
（残疾人精准康复服务行动康复协调员工作手册）
ISBN 978-7-5222-0009-5

Ⅰ. ①看… Ⅱ. ①中… Ⅲ. ①视觉障碍－康复训练 Ⅳ. ①R777.409

中国版本图书馆 CIP 数据核字(2020)第 167981 号